AF609936

PHYSIOLOGIE DE L'AUDITION

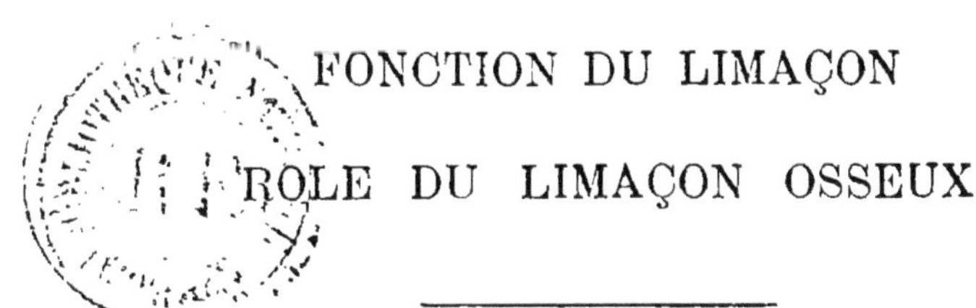

FONCTION DU LIMAÇON

RÔLE DU LIMAÇON OSSEUX

ÉTUDE EXPÉRIMENTALE

PAR

Le Docteur GELLÉ

Membre de la Société de Biologie.

PARIS

IMPRIMERIE DE VICTOR GOUPY ET JOURDAN,

RUE DE RENNES, 71.

1887

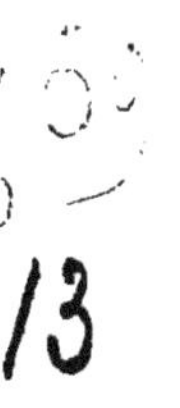

PHYSIOLOGIE DE L'AUDITION

FONCTION DU LIMAÇON. — ROLE DU LIMAÇON OSSEUX

Etude expérimentale

Le courant sonore a pénétré dans le labyrinthe; le liquide inclus éprouve les vibrations transmises par la platine de l'étrier; de tous côtés les ondes se dispersent; elles vont frapper les parois des ampoules et les crêtes ampullaires qui signalent leur choc plus ou moins intense; elles vont droit aux taches auditives de l'utricule et du saccule avec toute leur force vive; puis elles circulent dans l'hélice du limaçon; traversent l'hélicotrême, point rétréci où s'abouchent les deux rampes coniques, envahissent la rampe tympanique et font issue enfin à travers la fenêtre ronde dans la caisse du tympan, d'où, par le conduit auditif le courant va se perdre au dehors.

Le son prend au retour le chemin qu'il a parcouru à son arrivée; mais dans l'oreille externe seulement,car il ne passe qu'une fois dans l'oreille interne.

La sensation a lieu au passage du courant vibratoire par un ébranlement adéquat des filets nerveux de l'acoustique.

La source des sons est inépuisable, leur transport à travers les milieux de l'oreille est incessant. La multiplicité des sons et la rapidité de leur succession supposent un appareil susceptible d'entrer rapidement en vibration, pour toutes sortes de sons, et dont les vibrations s'éteignent aussi facilement. On sait que ce sont là des propriétés spéciales des membranes et des milieux liquides, dont le limaçon est composé.

On sait aussi que c'est une des propriétés du système sensitif de percevoir facilement une succession rapide d'impressions sensorielles.

Helmoltz en a montré la limite variable suivant la hauteur des sons, absolument liée à la constitution même de l'organe.

La conception du grand physicien est connue. Il attribue au saccule et à l'utricule l'audition des bruits ; et, de l'audition simultanée des bruits et des sons musicaux, il conclut à la nécessité de deux appareils distincts pour la perception. Au limaçon, formé de parties élastiques, est dévolue l'audition des vibrations plus prolongées, des sons musicaux.

Les fibres radiales de la membrane basilaire (portion striée) sont mises en vibration par les vibrations du liquide intra-labyrinthique ; avec elles sont ébranlées toutes les cellules et tous les organes de Corti. Leur nombre suffit amplement à la réception de tous les sons ; leur longueur, qui va croissant de la base au sommet du limaçon, indique que les sons aigus émeuvent les fibres radiales de la base, et les graves celles du sommet ; elles forment ainsi une série régulière correspondante à la gamme musicale. Ainsi, chacune de ces fibres est accordée pour un ton différent.

On sait combien cette hypothèse se prête à l'explication de la formation du timbre ; qu'elle permet de ramener toute la fonction de l'ouïe aux phénomènes des vibrations par influence, etc.

Chaque fibre nerveuse ébranlée par les vibrations des fibres radiales possède une sensibilité spéciale ; et les différences dans les qualités des sons, la hauteur et le timbre, se trouvent ainsi rapportées à la diversité des fibres nerveuses touchées ; et pour chacune d'elles isolément, il n'existe de différence que dans l'intensité de l'excitation (Helmoltz, p. 185).

Telle est la théorie de l'audition admise ; malgré quelques critiques de détail, elle reste entière et satisfait l'esprit.

Le limaçon est reconnu l'organe des sensations musicales et Helmoltz a bien fait remarquer que malgré la constatation faite sur les oiseaux et sur les reptiles de l'absence des organes de Corti, le rôle des fibres radiales ne se trouvait pas infirmé.

Cependant, si l'on ne veut pas s'étonner de trouver chez les oiseaux chanteurs un limaçon si peu développé ; il est difficile de ne pas trouver par contre assez étrange, si le limaçon est bien l'organe de la musique, que des animaux qui ne sont rien moins que musiciens soient doués d'un limaçon des plus développés ; les cobayes, par exemple, ont un limaçon qui a bien 3 tours et demi de spires.

Je ne voudrais ici que faire sentir combien on a eu tort de réduire le rôle du limaçon et d'en faire un organe des perceptions musicales. Il est avant tout l'organe qui récolte la plus grande somme possible de vibrations sonores, simples, simultanées ou successives ; c'est grâce à la grande surface sensorielle qu'il offre au courant sonore, que les sons peuvent se composer, s'associer, se combiner, se fondre et produire la sensation résultante. Je le compare à une sorte de tableau où s'inscrivent les sons, où leurs rapports se montrent et se traduisent ; où leurs valeurs se fusionnent ou s'ajoutent, formant les unités harmoniques plus ou moins complexes, qu'Helmoltz nous a appris à décomposer au moyen des résonnateurs. C'est sur l'hélice sensorielle que s'enregistrent et se classent la multitude des sons apportés du dehors par l'appareil de transmission.

C'est par l'éducation que le limaçon deviendra l'organe de la musique.

Il est juste aussi de ne pas laisser passer sans critique, l'idée que, à chaque fibre radiale, correspondrait une fibre nerveuse douée de sensibilité spécifique. Anatomiquement, cela n'existe pas ; on ne doit voir là qu'une façon saisissante de faire comprendre les connexions de la partie sensible et des organes qui lui transmettent l'ébranlement vibratoire du dehors. La chose est en effet bien plus complexe.

Les fibres radiales sont loin de jouer le principal rôle dans la transmission de la vibration reçue aux éléments nerveux.

D'abord la membrane striée, dont le tissu est formé par ces fibres radiales, n'a de rapport qu'avec le pied des piliers externes de la voûte de Corti ; c'est là la seule connexion entre ces fibres et les organes cellulaires qui couvrent la voûte de Corti.

Cette voûte est mobile, élastique ; on doit aussi remarquer à ce propos, la plus grande laxité des piliers externes, et leur longueur plus accusée; enfin cette voûte, formée des piliers arcboutés au-dessus de la membrane basilaire, maintient à une certaine hauteur au-dessus du niveau des fibres radiales les rangées symétriques des cellules ciliées sensorielles. On ne peut voir dans cette disposition une union ou un rapport étroit ; tout, au contraire, a été combiné pour laisser à chaque partie son jeu et sa mobilité.

Toute la masse des cellules auditives, des cellules ciliées et de celles de Deiters dressées sur l'étagère élastique formée par l'appareil de Corti fait saillie bien au-dessus de la membrane striée, sur laquelle on ne trouve que des cellules de soutien. On conçoit que les plateaux ciliés et les extrémités des cellules fusiformes qui émergent au milieu d'eux ne puissent recevoir le choc du mouvement vibratoire à l'envers, pour ainsi dire, comme ce serait le cas si l'ébranlement était uniquement communiqué par les fibres radiales.

C'est par la platine de l'étrier que le courant vibratoire pénètre dans le vestibule et par là dans la rampe vestibulaire du limaçon; rampe que j'appellerai sensorielle, parce que c'est dans sa cavité que fait saillie la crête acoustique en hélice qui constitue la partie principale, celle qui doit être touchée par les ondulations du liquide labyrinthique.

Du côté de la rampe tympanique, il est vrai, la membrane striée est accessible partout librement; mais ce n'est pas de ce côté que vient le courant sonore, dans une oreille normale. Je vais montrer tout à l'heure qu'il s'épuise en grande partie avant d'arriver là.

Au sein du liquide labyrinthique, le mouvement vibratoire se propage; il en résulte des changements de forme, des contractions des molécules, des dilatations, et la constitution de ventres et de nœuds au contact de la crête saillante, dans le cône liquide de la rampe vestibulaire.

Il s'y ajoute l'effet puissant des ondulations éprouvées par la membrane de Corti, marchant avec l'onde sonore, au-dessus des cils et des filets nerveux dressés, dont le champ régulier se creuse et se relève sous leur action passagère, comme le champ de blé sous celle du vent. Ainsi se transmet aux extrémités effilées des cellules fusiformes l'excitation vibratoire transformée en ébranlement nerveux.

Les cellules fusiformes sont en communication étroite avec les plexus si délicats qui couvrent la voûte de Corti, entre les piliers et entre les cellules auditives; car aucune fibre nerveuse ne correspond à une fibre ou à un groupe de fibres radiales ; tout au contraire, les rapports intimes des plexus serrés et fins de fibres dépourvues de myéline avec les travées de cellules ciliées et surtout avec les cellules fusiformes de Deiters sont des plus nets.

Si, comme l'a décrit Coyne et admis Valdeyer, la membrane de Corti est un tissu constitué par l'assemblage des cils criniformes des cellules spéciales, analogues aux crins auditifs des crêtes des ampoules des canaux semi-circulaires, ma théorie trouve là un appui des plus solides ; et le rôle des vibrations des fibres radiées est relégué au second plan ; non pas que cela modifie le fond même de la théorie, dont l'ensemble subsiste en entier, ainsi que je l'ai dit précédemment.

Ces nouvelles vues sur le rôle des parties du limaçon reçoivent aussi une sérieuse confirmation de l'étude expérimentale des modifications subies par le courant sonore pendant son passage à travers les deux rampes ou cavités biconiques du limaçon osseux.

Jusqu'ici, c'est de l'appareil sensible, du contenu que l'on s'est surtout occupé dans l'étude physiologique de cet organe de perfectionnement de l'ouïe. Quelques expériences vont nous montrer l'importance de la forme biconique des cavités cochléennes et son influence sur le courant sonore et dans son conflit avec l'organe sensitif.

Schématiquement, le limaçon osseux peut être figuré par deux cônes accolés et communiquant par le sommet *(fig. I)* ; l'une des ouvertures sera l'orifice vestibulaire ; l'autre, le tympanique ou fenêtre ronde. Dans le cône vestibulaire, saillante sur la paroi intermédiaire aux deux cônes, serait incluse la crête auditive cochléenne, c'est-à-dire l'ensemble des cellules et organes de Corti *(x)* ; l'autre cône, le tympanique reste vide. Les deux orifices (A, B) sont fermés par des membranes élastiques.

Fig. I.

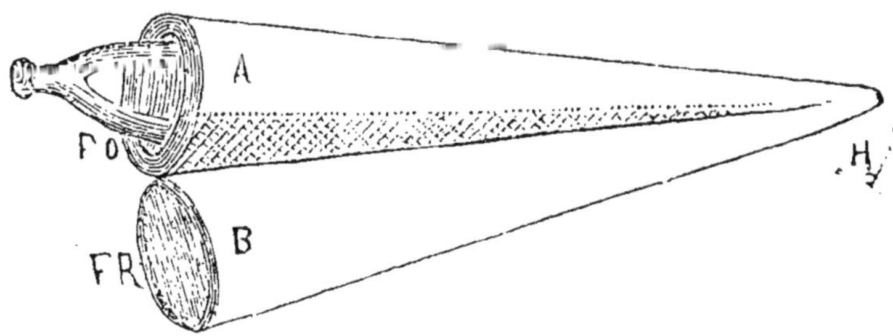

On peut aussi, pour faciliter l'étude, souder deux cônes égaux par leurs sommets ; et on aura l'image du limaçon osseux étalé pour ainsi dire (v. *fig. II*).

La disposition en hélice du limaçon n'a d'autre but que de permettre le développement en longueur avec le moins de volume possible ; et ce qui est vrai d'un cône droit l'est également de l'hélicoïde au point de vue des propriétés acoustiques des cavités.

Démontrons d'abord qu'à l'égard de la transmission des vibrations sonores dans un liquide, la forme du contenant n'est pas indifférente.

1re Expérience. — Soit un cône en caoutchouc, plein d'eau, dont le sommet (B) aboutit à un tube clos par une membrane interposée (B'); et dont la base (A) reçoit l'insertion d'un tube semblable; le tube partant de la base se rend à l'oreille droite; celui du sommet à la gauche. Le son est fourni par un diapason *la* 3 de 9 centimètres dont on pose la tige tantôt sur la paroi (A), tantôt sur le sommet (B), tantôt sur le tube même (B') qui le continue.

a. Les tubes otoscopiques adaptés aux oreilles,

le diapason est posé sur la paroi même auprès de la base; aussitôt l'oreille droite perçoit le son ; en pinçant le tube de gauche (ou du sommet), on s'aperçoit que l'audition change à peine, tant le son perçu à gauche est faible, comparé à ce qui est perçu à droite; mais en pinçant le tube A, de droite, le son s'éteint presque, tant il passe peu vers l'oreille gauche, par le tube qui répond au sommet du cône. La distance qui sépare le point de contact du diapason est de 12 à 15 centimètres à peine, et tout à fait insuffisante pour expliquer cette atténuation du courant sonore sur le tube.

Entre temps, on remarque qu'une légère pression sur le cône de caoutchouc accroît l'intensité du son perçu par l'otoscope de gauche, et le fait renaître dès qu'il n'est plus perceptible; mais une pression plus forte l'éteint net.

2e Expérience. — Dans une seconde expérience, le diapason est posé vibrant sur le tube de caoutchouc B', au delà du sommet du cône ; or, c'est à peine si l'on perçoit le son avec l'oreille droite, c'est-à-dire par l'otoscope placé sur la base du cône.

Ce diapason non perçu de B', posé vivement auprès de la base A, donne à droite aussitôt une sensation nette; et il en est de même sur toute la paroi du cône A, jusqu'auprès du sommet B; mais, dès qu'on lui fait reprendre sa position première en B', au delà du sommet du cône, le silence se fait aussitôt. (Son faible.)

Il se produit donc une forte atténuation de l'intensité sonore, non dans le parcours du sommet à la base du cône, mais au niveau du col rétréci qui l'unit à l'otoscope au delà du sommet; et, si le diapason sonne faiblement dans la portion étroite, le son est absolument éteint au niveau de la partie large. Mais la réciproque est aussi vraie, et le son venu de la base du cône et perçu par le sommet a perdu la plus grande partie de son intensité; s'il est peu intense à l'origine, il devient imperceptible sur le tube qui termine le sommet du cône élastique de caoutchouc.

Quel que soit le sens du courant sonore dans ce milieu liquide à parois côniques, le son arrive constamment affaibli au delà du sommet du cône rempli d'eau.

L'influence de la forme du vase rempli d'eau apparaît ici bien évidente.

3e Expérience. — Voici un autre dispositif :

Nous réunissons par un tube de caoutchouc de 5 centimètres deux cônes de même forme et de même nature (deux poires de caoutchouc) sur lesquels on peut à volonté appliquer l'extrémité d'un otoscope pour saisir le courant sonore au passage. Ils sont remplis d'eau, aussi bien que le tube unissant. Les diamètres des bases ont au plus 8 à 10 centimètres ; celui du tube qui joint les deux sommets est à peine de 1 centimètre.

a. Les choses ainsi disposées, on remarque que le diapason posé vibrant sur la base du cône B de gauche est très peu entendu, l'otoscope posé sur le cône A de droite, et dès que le ton faiblit un peu, l'oreille droite n'entend plus rien.

Mais une légère pression sur la paroi élastique augmente manifestement la sensation et la conduction de B en A, et réciproquement.

b. Si l'on place le diapason sur le tube intermédiaire, le son passe très difficilement vers l'oreille droite A, de même qu'à gauche B, c'est-à-dire à travers l'un et l'autre des cônes d'eau ; et quand il cesse d'être perceptible absolument en ce point (milieu du tube de caoutchouc de 5 centimètres intermédiaire), le son reparaît nettement dès qu'on pose ce diapason faible sur la paroi des cônes A, B, même tout près de leurs sommets, l'otoscope touchant la base.

Une pression assez forte exercée en B (cône

gauche), le diapason placé sur le tube intermédiaire, et vibrant faiblement, éteint aussitôt la sensation apportée en A, à droite, et le son passe encore si on porte le diapason auprès du sommet du cône A immédiatement.

Ces modifications de la sensation par les pressions faibles ou fortes sur la paroi élastique montrent assez le rôle des parties membraneuses dans la circulation du courant sonore au sein de ce milieu liquide, qu'on peut bien comparer au milieu labyrinthique dont les deux cônes réunis par le sommet donnent une image schématique.

Cette expérience démontre encore que le courant sonore subit à son passage, au niveau de l'isthme qui sépare les deux cônes liquides, une perte énorme de force vive et un affaiblissement absolument remarquable ; une faible pression cause son renforcement ; une pression plus forte l'éteint brusquement, comme c'est le cas habituel dans la transmission des sons par les membranes tendues.

Fig. II.

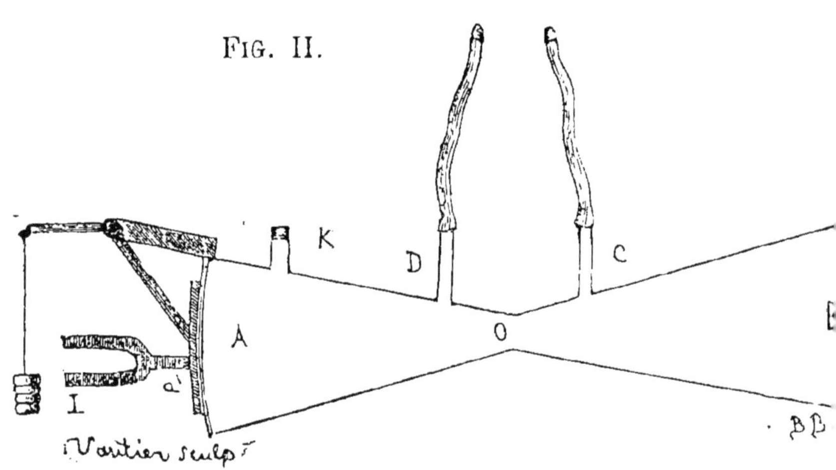

4e Expérience. — Jusqu'ici, les cônes qui m'ont servi dans ces expériences étaient en caoutchouc, assez résistant cependant pour garder sa forme et ne point céder sous le poids du liquide inclus. Pour me placer au plus près des conditions réelles de l'organe de l'ouïe, j'ai fait construire deux cônes creux métalliques (A, B) (longueur, 2 mètres), soudés par leurs sommets (en O), et dont les bases ont été fermées par des lames de caoutchouc *(a', b')* (diam., 10 cent.); le tout est rempli d'eau par un tubage spécial (K). L'une des membranes *(a')* reçoit, à volonté, une plaque de bois mince qui la couvre en grande partie, et peut, par une disposition (I) très simple, transmettre des pressions mesurées au moyen de poids (I). C'est, on le voit, une figure amplifiée du limaçon osseux, et de la fenêtre ronde et de la fenêtre ovale avec l'étrier *(fig. II)*.

a. Plaçons d'abord le diapason à quelques centimètres de la membrane obturatrice du cône A. Le son est perçu très net à l'otoscope posé sur l'autre membrane B, mais affaibli. Une très légère pression sur cette membrane accroît la sensation, qui disparaît brusquement si l'on augmente tant soit peu la pression.

Le son de la montre suspendue à 3 centimètres en face de la membrane A n'est pas perçu tout d'abord; mais en plaçant un poids de 100 grammes sur le plateau (I), aussitôt le son passe ; en enlevant le poids, le son disparaît.

Trop de laxité des membranes, une diminution trop grande de la tension intra-labyrinthique sont certainement des causes d'affaiblissement de la sensation. On peut aussi conclure qu'une tension plus forte rend possible le passage de certains sons ; mais qu'il suffit de variations extrêmement faibles de la tension des membranes de l'appareil pour amener l'extinction du son à l'extrémité du circuit, en B.

La clinique nous permet d'observer des faits pathologiques où toutes ces nuances se produisent.

b. Sur le premier cône A, à 5 centimètres de O, point de jonction des deux cônes, je pratiqne une ouverture (D) de 1 centimètre de diamètre, dans laquelle j'insère l'extrémité d'un tube de verre, terminé par un tube de caoutchouc dont l'autre bout s'adapte à mon oreille gauche. L'otoscope posé en B me transmet le son apporté par la membrane B ; tandis que le tube D me donnera à gauche le son tel qu'il est avant son entrée dans le deuxième cône d'eau; ainsi la comparaison des deux sons sera possible.

Or, tandis qu'on entend en D parfaitement le son du diapason posé à 3 centimètres en face de la membrane A du premier cône; ce son n'est perçu que très affaibli par l'otoscope en B.

Si, avec le poids de 200 grammes, on comprime la membrane A, aussitôt le son s'affaiblit en D ; mais en B, il s'éteint.

Si l'on compare ce dispositif expérimental au limaçon, la membrane B serait la fenêtre ronde, et celle de A la fenêtre où s'enchasse la base de l'étrier, au moyen duquel les pressions sont transmises au labyrinthe, mais surtout à la fenêtre ronde.

On voit par les résultats de l'expérienee précédente que si la pénétration du son avait lieu par la fenêtre ronde, le son arriverait très affaibli dans la rampe vestibulaire, et l'excitation par cette voie de la crête sensorielle serait alors difficile et sans doute insuffisante.

Dans certaines lésions de l'oreille moyenne, avec immobilisation de la platine de l'étrier, soit par ankylose, soit autrement, la fenêtre ronde devient l'unique porte d'entrée des ondes sonores vers le labyrinthe ; et les observations anatomo-pathologiques et cliniques montrent que, en effet, il se fait alors une suppléance, mais dans des conditions absolument déplorables pour l'ouïe, qui est excessivement abaissée dans ces cas. Notre expérience découvre les raisons de cette infériorité de la voie de transmission par la fenêtre ronde ; le courant sonore franchissant fort mal l'isthme intercônique, qui s'appelle l'hélicotrème dans le limaçon ; et le moindre excès de tension réduisant encore ce faible apport.

c. Il était important de constater ensuite l'intensité du son transmis aussitôt après son passage à travers l'isthme ou point de soudure des deux sommets de cônes. J'ai donc fait une deuxième ouverture (C) à la même distance de ce point rétréci, sur le deuxième cône ; et un tube y a été inséré comme tout à l'heure en D. Par ce dispositif, le tube D, du cône A adapté à l'oreille gauche ; le tube C du cône B, à la droite, on peut saisir les modifications subies par le son au passage, en comparant les sensations perçues à droite et à gauche au même instant. Du premier coup, un fait très net se produit ; de toute évidence, l'oreille gauche perçoit le bruit en D plus énergique, et l'oreille droite entend en C un son de beaucoup plus faible. Or, la distance de A, base du cône A, à D est plus de six fois plus grande que celle qui sépare les deux tubes D et C. Dans le trajet de D à C, le son perd de sa force dans une proportion considérable et non en rapport avec la distance de D à C parcourue ; et il apparaît clairement que l'affaiblissement du son est dû à son passage à travers l'isthme.

Ainsi, dès son entrée dans le deuxième cône, le son est affaibli d'une façon remarquable.

Si l'on fait varier les intensités du diapason posé toujours en face de la membrane A, on constate que le son, faiblement perçu en B (l'autre membrane), devient plus fort si on la comprime légèrement ; et qu'il s'éteint en augmentant un peu plus la pression : ceci a déjà été constaté.

Le diapason s'éteignant peu à peu, on remarque

qu'il est encore très bien perçu en D, quand il a cessé de l'être en C. On peut alternativement pincer le tube de droite et celui de gauche, de façon à isoler les sensations et à rendre les différences très évidentes. Une pression légère rend les phénomènes plus apparents et plus nets encore. La différence est tranchée entre le son perçu en D et celui que l'on sent en C (deuxième cône).

Une pression un peu plus forte en A a pour effet d'éteindre le son en C ; et il semble en résulter à la fois une légère augmentation du son en D.

La constatation du fait est très facile quand l'expérience est instituée comme nous l'avons dit, un tube à chaque oreille ; car, au moment de la pression en A, le son passe brusquement vers l'oreille gauche, qui reçoit le son par l'ouverture D du premier cône A (dont la membrane de caoutchouc transmet le son aérien du diapason *la* 3) (v. *fig.*). Ce qui n'advient que par l'extinction du son en C, dont le tube va à l'oreille droite. Ce fait est extrêmement curieux et de la plus grande importance pour notre thèse ; voici un son devenu imperceptible à quelques centimètres d'un point où l'oreille le perçoit facilement ; pourquoi ? Les deux points sont séparés par un isthme ou portion rétrécie au niveau de la soudure des sommets des deux cônes. Le rôle de cette disposition bi-cônique est ainsi manifestement démontré : le son subit là un affaiblissement remarquable.

5e Expérience. — Dans les expériences qui précèdent, il n'a été offert à la perception que des sons par influence, c'est-à-dire apportés par l'air à la membrane élastique du premier cône A. Il est vrai que l'oreille ne perçoit d'ordinaire que des sons aériens. Cependant, puisqu'il s'agit ici de l'oreille interne, il est clair que celle-ci ne peut être ébranlée que par les vibrations transmises par la platine de l'étrier.

Il était donc indispensable d'étudier les modifications subies par les sons au contact, dans l'appareil que j'ai figuré (v. *fig. II)*.

Or, les expériences sont ici concordantes. Les sons au contact, c'est-à-dire le son du diapason accolé à la membrane de caoutchouc, passent sans doute avec une énergie plus grande, mais ils subissent absolument les modifications d'intensité signalées tout à l'heure ; soit immédiatement après leur passage à travers l'isthme de jonction des deux cônes, soit à l'extrémité de l'appareil.

La structure biconique des cavités pleines d'eau montre également ici son influence spéciale.

Le second cône ne reçoit que des sons atténués et que les pressions éteignent avec la plus grande facilité.

En résumé, la disposition du limaçon osseux favorise la fonction auditive en concentrant, autant que cela se peut, le courant ondulatoire dans la rampe vestibulaire ou sensorielle ; et la minceur de la base de l'étrier, rigide cependant, rend la conduction vibratoire plus étendue, plus générale, et l'action de l'appareil d'accommodation plus complète et plus rapide.

En effet, les vibrations de la membrane de la fenêtre ronde sont atténuées ou éteintes instantanément ; et il suffit d'amplitudes excessivement limitées pour faire varier la force du courant vibratoire qui pénètre dans l'oreille interne : ainsi la protection de l'organe est assurée.

La forme cônique multipliant les incidences et les réflexions des ondes vibratoires, on comprend, dans l'hypothèse généralement admisé, que les ondes parvenues auprès du sommet, au point où, d'après la plus grande longueur des fibres radiales, on a jugé que doivent siéger les nerfs spécialement liés à la perception des sons graves, il y ait une excitation plus prolongée ou plus répétée;

et qu'ainsi s'explique la durée plus longue de cette sensation des tons bas, signalée par Helmoltz, et rendue manifeste par le trille de 10 notes à la seconde. On sait que les sons élevés sortent clairs, bien isolés en ce cas, mais qu'il y a confusion facile et isolement peu distinct dans la succession rapide des sons graves.

Si l'on envisage la faible étendue des oscillations possibles de la platine de l'étrier et de la membrane de la fenêtre ronde, qu'Helmoltz a calculée ne pas dépasser au maximum un dixième de millimètre, on aura l'explication de la grande facilité avec laquelle les plus légers excès de pression, soit sur l'étrier, soit sur la fenêtre ronde, agissant à travers l'organe de transmission, ou directement, comme les collections intra-tympaniques, ou les injections trop fortes d'air ou de liquides, peuvent causer la commotion du système nerveux labyrinthique. Certaines conditions anatomo-pathologiques prédisposeront davantage à cette complication, telles sont la paralysie faciale, qui permet de plus grands déplacements de l'étrier, et l'otite moyenne à la période de ramollissement et d'hyperplasie.

Cette commotion, traumatisme du nerf acoustique dans l'oreille interne, produit à la fois des troubles de l'audition et surtout des troubles de l'équilibre : c'est le vertige auriculaire. L'attaque vertigineuse est cependant commandée par plusieurs conditions étiologiques autres que les altérations de l'oreille moyenne, tant du côté du nerf souvent hyperesthésié, que du côté des fonctions voisines, comme la déglutition ou la circulation, etc.

Quel rôle le limaçon joue-t-il dans l'audition ? Quelle part doit-on attribuer à ses lésions dans la production des troubles de l'ouïe et dans les accidents de déséquilibration que nous venons de signaler ?

1° *Fonction du limaçon dans l'audition.*

Le limaçon peut disparaître sans que l'audition soit perdue : c'est un fait établi aujourd'hui sur des autopsies irréfutables, signées des noms des otologistes les plus autorisés (Guye, Moos, Lucœ, Politzer, etc.). C'est un fait scientifique acquis; on a trouvé le limaçon en partie ou en entier éliminé avec un séquestre du rocher, ou en période d'élimination ; et cependant il avait été bien constaté que le sujet n'avait pas perdu l'audition par cette oreille si altérée.

Depuis Flourens, on sait que l'issue du liquide labyrinthique cause la surdité, mais que la cicatrisation aussitôt faite, l'écoulement cesse, et l'ouie reparaît. Sans doute, il se fait ainsi un travail d'isolement et de réparation au sein de l'oreille interne, qui rend ces réparations curieuses possibles, sans perte totale de la fonction. Mais on doit tirer de là cette conclusion que le limaçon n'est pas indispensable à l'audition ; en faisant cette réserve que, dans ce cas, l'audition conservée est très limitée cependant.

D'autre part, j'ai expérimentalement démontré le fait sur les cobayes, en 1878, devant la Société de biologie. (Gellé, de l'Oreille... Suite d'études d'otologie, 1881. Paris, A. Delahaye.)

La destruction des limaçons, chez ces animaux, n'entraîne pas la surdité immédiate. Celle-ci n'arrive que quelques jours plus tard, par l'effet de l'otite consécutive et de la cicatrisation des plaies.

Quel organe remplit alors le rôle utile dans l'audition? celle-ci doit, au reste, être bien bornée, par suite de la destruction de l'appareil collecteur par excellence des excitations sonores; ce qu'il ne nous est pas donné de juger sur ces petits animaux.

La blessure des canaux semi-circulaires n'entraîne pas à sa suite la surdité permanente ; c'est donc aux nerfs du vestibule, à l'utricule et au saccule qu'il convient de rapporter la conservation de la faculté d'entendre après la destruction du limaçon.

Le limaçon est un organe auditif par excellence; la crête acoustique du limaçon, ce prodigieux étalage de cellules auditives et de filets nerveux acoustiques, rangés symétriquement en colonnes profondes, offre une surface relativement énorme et les contacts les plus multipliés aux ondulations du liquide labyrinthique. Le limaçon constitue l'appareil le mieux adapté à la réception de la foule des excitations vibratoires simultanées ou successives.

Je ne reviendrai pas sur l'exposé déjà fait de la théorie d'Helmoltz (1); il est bon de rappeler cependant que la hauteur du son dépendant de la fibre ébranlée, le timbre de la multiplicité des fibres simultanément émues, l'intensité seule du son a un rapport plus immédiat avec la forme du limaçon osseux et le jeu des deux fenêtres. Et j'ai montré que l'appareil est disposé de telle sorte que la graduation des intensités est possible dans la cavité même de l'oreille interne.

2° *Rôle du limaçon dans la production des troubles de l'équilibre.*

Il résulte de mes expériences, souvent répétées depuis, que les dilacérations et la destruction

(1) Il semble résulter des expériences récentes de Ouspensky (de Moscou) que les cobayes sont sensibles à des sons de diverses tonalités, après la destruction du limaçon. — On a voulu en tirer cette conclusion que la théorie d'Helmoltz serait mise en échec ; il ne faut pas oublier que c'est sans doute sous forme de bruits que ces animaux perçoivent les sons, et qu'il les sentent par les nerfs utriculaires sans doute.

du limaçon, chez le cobaye, où cet organe est parfaitement accessible à l'opérateur, ne sont suivies d'aucun trouble des mouvements ni de l'équilibre.

C'est un fait aujourd'hui démontré.

Je dois ajouter que cette blessure ne semble causer que peu de douleur ; l'animal opéré, mis en liberté, reprend aussitôt, et sans y rien changer, ses habitudes de vie ordinaire ; il mange, court, joue comme avant d'avoir été touché ; il ne pousse aucune plainte et peut être un moment après confondu avec ses pareils dans la cage commune.

Nous insisterons, lors de notre étude sur les canaux semi-circulaires, sur cette absence complète de provocation de troubles moteurs par les blessures du limaçon.

La dualité du nerf acoustique est ainsi démontrée ; et le rôle différent des parties constituantes du labyrinthe absolument évidente. Il faut conclure aussi de ces résultats expérimentaux que les troubles de l'équilibre ne naissent pas, comme l'avaient pensé Vulpian et M. Brown-Séquard, d'un vertige auditif, puisque les blessures du nerf spécial de l'ouïe n'entraînent pas ces impulsions irrésistibles, ni ces inhibitions que cause au contraire aussitôt l'irritation des canaux semi-circulaires.

CONCLUSIONS.

A. La cavité du limaçon est disposée de telle sorte que les ondes sonores apportées par la platine de l'étrier sont concentrées dans la rampe vestibulaire ou sensorielle surtout ; et que l'accès des ondes aériennes par la fenêtre ronde dans la rampe tympanique est facilement annulé par le jeu de l'appareil d'accommodation.

B. C'est par l'action des ondes vibratoires liquides sur le sommet de la crête acoustique hélicoïde saillante dans la rampe vestibulaire que l'ébranlement se transmet du dehors aux filets nerveux dont les pointes émergent au-dessus des plateaux des cellules ciliées. Les ondulations de la membrane de Corti augmentent cette action.

C. Le limaçon est un vaste collecteur des excitations sonores; c'est là que les sons s'associent et que se forment les combinaisons d'où naît la notion du timbre, etc.; puis celle des rapports des sons entre eux (intervalles, accords, sons résultants.)

D. Les blessures du limaçon ne provoquent pas de troubles des mouvements ni de l'équilibre.

E. Sa destruction n'entraîne pas nécessairement a surdité immédiate.

PARIS. — IMP. V. GOUPY ET JOURDAN, RUE DE RENNES 71.

www.ingramcontent.com/pod-product-compliance
Ingram Content Group UK Ltd.
Pitfield, Milton Keynes, MK11 3LW, UK
UKHW020405250726
13967UKWH00006B/2486